DE

L'INCISION DU GRAND PECTORAL

DANS

L'EXTIRPATION DES TUMEURS DE L'AISSELLE

PAR

Ernest VANNEREAU

DOCTEUR EN MÉDECINE DE LA FACULTÉ DE PARIS

———————

PARIS

ALPHONSE DERENNE

52, Boulevard Saint-Michel, 52

1881

DE

L'INCISION DU GRAND PECTORAL

DANS

L'EXTIRPATION DES TUMEURS DE L'AISSELLE

PAR

Ernest VANNEREAU

DOCTEUR EN MÉDECINE DE LA FACULTÉ DE PARIS

<hr>

PARIS

ALPHONSE DERENNE

52, Boulevard Saint-Michel, 52

1881

A MES PARENTS

A MES AMIS

DE L'INCISION DU GRAND PECTORAL

DANS

L'EXTIRPATION DES TUMEURS DE L'AISSELLE

INTRODUCTION

Pendant l'année 1880, alors que je suivais les leçons de
M. le professeur Verneuil à l'hôpital de la Pitié, j'entendis
souvent cet éminent chirurgien conseiller la section du
grand pectoral pour faciliter l'extirpation des tumeurs ganglionnaires de l'aisselle.

Deux fois j'eus l'occasion de voir pratiquer cette section.
Aussi, frappé des résultats obtenus, je résolus d'en faire le
sujet de ma thèse afin de pouvoir exposer un procédé qui
n'est pas encore entré dans la pratique de tous les chirurgiens.

Je diviserai mon travail en plusieurs parties :

La première comprendra la description anatomique de la
région.

Dans la deuxième je présenterai quelques considérations générales sur les diverses tumeurs de l'aisselle.

La description des dangers de l'opération fera l'objet de la troisième partie.

Enfin la quatrième partie comprendra les divers procédés opératoires.

ANATOMIE CHIRURGICALE

Le creux de l'aisselle est une cavité située entre la partie interne et supérieure du bras et les côtes.

On attribue à cette cavité la forme d'une pyramide quadrangulaire dont la paroi interne est représentée par le grand dentelé appliqué sur les côtes ; la paroi antérieure par le petit et le grand pectoral ; la paroi postérieure par les tendons du grand dorsal et du grand rond ; la paroi externe par l'extrémité supérieure de l'humérus.

Le sommet de cette pyramide est tronqué ; il est constitué par l'espace limité entre la clavicule, la première côte et le bord supérieur du scapulum.

Lorsque le bras se colle contre le tronc, l'aisselle s'aplatit ; au contraire, elle s'élargit d'une façon extraordinaire quand il s'en écarte. Aussi, pour s'accommoder à cet affaissement, à cette dilatation, l'aisselle est remplie de tissu cellulaire adipeux, lamelleux très lâche. Il se continue en arrière avec celui qui sépare le sous-scapulaire du grand dentelé ; en avant avec celui qui revêt la face profonde du grand pectoral ; en haut il communique avec celui de la région sous-clavière par l'intermédiaire de la trame celluleuse qui accompagne les vaisseaux axillaires.

La présence de ce tissu explique pourquoi les fusées purulentes se font le plus fréquemment dans ces endroits.

Dans ce tissu on rencontre des organes importants, des vaisseaux, des nerfs, des ganglions lymphatiques.

Les vaisseaux et les nerfs par leur réunion forment un faisceau appelé vasculoso-nerveux dont la direction et les rapports sont importants à connaître.

L'artère axillaire accompagnée du plexus brachial et de la veine axillaire, pénètre dans le creux de l'aisselle par le triangle formé par la clavicule, la première côte et le scapulum. Ce faisceau traverse en diagonale la cavité ; on peut dire que sa direction est tracée par une ligne partant du milieu de la clavicule et aboutissant à la face interne de l'humérus.

Appliqué d'abord sur la paroi interne, il est dans le reste de son trajet accolé à la paroi antérieure se rapprochant de plus en plus de la paroi externe qu'il finit par atteindre.

Pendant ce trajet l'artère axillaire fournit des branches collatérales : 1° Au-dessus du petit pectoral, l'acremio-thoracique ; 2° derrière ce muscle, la thoracique longue ou mammaire externe ; 3° au-dessous de ce muscle l'artère sous-scapulaire et les deux circonflexes.

La veine axillaire est très volumineuse à son passage au-dessous de la clavicule ; elle est maintenue béante par les lames aponévrotiques du sous-clavier et de la région clavi-pectorale.

Les nerfs sont représentés par les cordons qui forment le plexus brachial et par des branches moins volumineuses qui sont les nerfs du grand dentelé, du grand dorsal, du grand et du petit pectoral, par les nerfs cutanés qui émanent des deuxième et troisième nerfs intercostaux et qui traversent le creux axillaire pour se porter à la peau de la partie interne du bras.

Autour du paquet vasculoso-nerveux on trouve un grand

nombre de ganglions lymphatiques qui sont l'aboutissant des vaisseaux lymphatiques des parties latérales du tronc, de la mamelle et du membre supérieur. Ils forment un chapelet qui remonte dans le creux axillaire pour se continuer avec celui qu'on remarque autour des vaisseaux du cou. Leur volume présente de grandes variétés ; ils peuvent être gros comme un pois ou comme la tête d'une épingle. Mais sous une influence pathologique quelconque ils peuvent acquérir de grandes dimensions ; de là des accidents de compression qu'ils exercent sur les organes voisins.

CONSIDÉRATIONS GÉNÉRALES

Tous ces tissus, os, artères, veines, ganglions lymphatiques peuvent devenir le siège de tumeurs avec lesquelles le chirurgien se trouve aux prises.

Mais en première ligne, sous le rapport de la fréquence, il faut citer les affections ganglionnaires.

Mon but n'est pas de faire ici l'histoire de toutes les adénites, la question serait trop vaste, et ne s'appliquerait pas entièrement à notre sujet ; aussi me bornerai-je à dire quelques mots sur les tumeurs ganglionnaires consécutives aux tumeurs cancéreuses du sein.

D'une façon générale, il me serait difficile de dire à quelle époque cette altération se produit ; c'est d'abord une simple tuméfaction, puis bientôt les éléments cancéreux envahissent le tissu de la glande.

On peut alors constater un ou plusieurs noyaux indurés, gros comme une noisette. Mais le tissu cellulaire ambiant, participant à cette inflammation devient plus dense, plus adhérent et le tout ne forme bientôt plus qu'une masse dure, bosselée, irrégulière, de même nature que la tumeur primitive, pouvant comme elle acquérir un grand volume, se ramollir, se propager, s'ulcérer.

Nous avons déjà dit que les ganglions forment aux vaisseaux un chapelet qui remonte dans le creux axillaire pour se continuer avec celui qu'on remarque autour du cou.

De ces rapports il résulte que sous l'influence de l'engorgement ganglionnaire, la sensibilité, la mobilité du bras, la circulation sont plus ou moins intéressées. On observe en effet, assez fréquemment, lorsque la tumeur affecte avec le faisceau vasculoso-nerveux des rapports intimes :

1° De l'engourdissement du membre thoracique.

2° Une absence de pulsations dans la radiale, ou des pulsations à peine perceptibles.

3° De l'œdème, indice d'une gêne dans la circulation en retour.

4° Des névralgies très douloureuses.

Il sera donc sage avant de prendre le bistouri d'explorer les artères de l'avant-bras, d'étudier la sensibilité du membre supérieur, de constater si la circulation veineuse est libre, car on pourra prévoir ainsi la facilité de l'opération ou au contraire les inconvénients : l'hémorrhagie, l'introduction de l'air dans les veines.

Je ne veux pas terminer ces quelques considérations sans dire un mot sur un fait que j'ai eu l'occasion d'observer deux fois, et sur lequel M. le professeur Verneuil a appelé l'attention dans ses leçons cliniques.

On sait que le faisceau vasculaire part du milieu de la clavicule pour aboutir à la face interne de l'humérus, décrivant ainsi une ligne un peu convexe en haut.

Or ce trajet peut être modifié de deux manières :

1° Les vaisseaux entraînés par la masse ganglionnaire décrivent une courbe à convexité dirigée en bas et en dedan.

2° A cette courbure de premier ordre vient souvent s'en ajouter une autre ; celle-là est produite par le chirurgien qui cherche à faciliter l'énucléation par des tractions quelquefois vigoureuses.

Cette modification est importante à connaître car elle pourrait devenir la cause de graves accidents, si le chirurgien croyant être loin des vaisseaux, tranchait parallèlement à leur direction.

En dehors des affections ganglionnaires je mentionnerai simplement, les anévrysmes, les tumeurs qui prennent naissance sur les os voisins. Ainsi il est commun de rencontrer des exostoses qui naissent de la partie supérieure de l'humérus et qui plongent dans le creux axillaire. Roux, dans ses quarante années de pratique chirurgicale, cite une observation d'exostose de la partie supérieure de l'humérus ayant déterminé la formation d'un anévrysme de l'axillaire.

Il y a encore les enchondromes du bec coracoïdien. Un fait de ce genre a été publié dans la *Gazette des hôpitaux* en 1861. Pour débarrasser le malade de cette grosse tumeur il fallut faire le sacrifice de l'épaule ; le malade mourut quelques jours après.

Les veines sont susceptibles de former, quoique rarement, des tumeurs, Nélaton a cité dans sa thèse (*De l'influence de la position dans les maladies chirurgicales*) l'histoire d'une tumeur qui occupait le creux de l'aisselle et toute l'épaisseur du grand pectoral.

Enfin je mentionnerai une variété de tumeur formée par l'hypertrophie des glandes sudoripares. Dans la *Gazette des hôpitaux* de 1864 (page 330). Velpeau en rapporte une belle observation.

M. Eug. Bæcker (*Dictionnaire de médecine et de chirurgie*, article *Aisselle*) rapporte qu'en 1828 Thormann, chirurgien suisse enleva un lipôme pesant quatorze kilogrammes.

DANGERS DE L'OPÉRATION

La blessure des vaisseaux artériels et veineux est toujours à redouter, mais on ne saurait trop prendre de précautions quand on opère dans une région voisine du cœur, où les artères ont un gros calibre, où les veines d'un volume également considérable sont soumises à des conditions particulières favorisant l'entrée de l'air dans ces vaisseaux.

La pénétration de l'air dans les veines est en effet un accident des plus redoutables. Pour que ce phénomène puisse avoir lieu, il faut que les veines soient tendues et dilatées, sans cela la pression atmosphérique applique l'une contre l'autre, les parois de la veine ouverte et s'oppose à l'introduction de l'air.

Or cet état de tension et de dilatation peut résulter d'adhérences qui maintiennent le vaisseau béant, d'une hypertrophie des parois vasculaires qui détruit la souplesse naturelle des veines. Une condition qui favorise cette introduction de l'air dans les veines, c'est leur insertion très rapprochée du cœur, ce qui les soumet à l'action aspirante de la poitrine. Enfin les tractions que le chirurgien exerce sur les tumeurs pour faciliter leur extraction n'ont pas lieu sans distendre plus ou moins les vaisseaux qui adhèrent à la tumeur ; on conçoit donc que cet allongement des parois contribue à laisser momentanément la cavité béante, lorsque l'instrument vient à diviser le vaisseau.

Les vaisseaux axillaires présentent toutes ces conditions.

Les parois de la veine axillaire ne s'affaissent pas, parce qu'elles sont maintenues béantes par une aponévrose qui descend de la clavicule et de l'apophyse coracoïde à la première côte en s'appliquant au muscle sous-clavier.

Cette adhérence à l'aponévrose coraco-claviculaire maintient béante la veine au-dessus du petit pectoral.

Plus bas, les veines sont libres de s'affaisser, mais par des tractions, le chirurgien les rend béantes. On a vu l'air être aspiré même par la veine sous-scapulaire.

Si les blessures accidentelles n'exposent pas à ce genre d'accident, c'est que les parois veineuses ne sont pas dans l'état de tension nécessaire.

Voici en quelles circonstances cet accident a été observé par divers chirurgiens.

Observation I

John Warren. — *Gazette médicale* 1833, n° 35.

Nancy Brunker, de Trenton (Maine), femme mariée, âgée de 33 ans.

Depuis trois ans elle s'était aperçue d'une dureté au sein droit qui prit de l'accroissement jusqu'à ce qu'enfin la glande tout entière fut enveloppée dans une tumeur très dure, encore mobile, et cependant déjà unie au muscle grand pectoral par des adhérences aisées à reconnaître. Le mamelon était retiré en dedans ; l'aisselle aussi était occupée par une tumeur considérable de forme globuleuse et d'une grande dureté. Pendant la dernière année la maladie n'avait cessé de faire sentir des douleurs lancinantes. La malade désirait l'opération ; elle était convaincue qu'elle ne pourrait guérir, toutefois elle se montrait parfaitement calme et résignée.

En examinant la tumeur avec soin, il parut que toutes les parties affectées étaient susceptibles d'être enlevées ; et considérant que la malade avait ainsi une chance de salut, et que quand même il y aurait récidive, les souffrances seraient toujours moindres, qu'en laissant la glande dans cet état, on procéda à l'opération le 24 décembre 1831.

La malade fut assise sur une chaise, le bras droit étendu et relevé au-dessus de la ligne horizontale afin de tendre la peau et de donner accès dans le creux de l'aisselle ; un aide la contient dans cette position.

On comprit, dans une incision ovale, la peau altérée et le mamelon. On détacha le sein du muscle grand pectoral sans le séparer des glandes axillaires. Comme ces glandes adhéraient aux gros troncs vasculaires, on les disséqua avec beaucoup de précaution, et en passant le doigt entre la tumeur et la veine axillaire.

Cette séparation était presque complètement achevée et il ne restait à détruire que de légères connexions à chaque extrémité de la tumeur, lorsqu'une veine fut divisée à la partie externe de l'aisselle, et laissa écouler une petite

quantité de sang qui masqua les parties voisines. En consé-
quence, on reporta le couteau à l'autre l'extrémité de la tumeur, mais à peine ce mouvement était-il fait, que la malade s'agita. Je vis la figure prendre une teinte livide et au
même moment, on entendit le bruit de gargouillement ou de
gloussement, quoique indistinctement.

On comprima immédiatement l'aisselle ; la malade avait
perdu toute sensibilité ; la respiration était apoplectique.
On sépara tout d'un coup la tumeur ; on changea la position de la malade qui fut soutenue par les assistants, on
administra de l'eau-de-vie, et on introduisit de l'ammo-
niaque dans les narines. Cependant de moment en moment,
le pouls devenait moins sensible ; on recouvrit les extrémités de linges trempés dans l'eau chaude, et on fit de
petites frictions sur toutes les parties du corps. On porta
une quantité considérable d'eau-de-vie dans le pharynx ;
à ce moment la teinte livide de la face fit place à un rouge
vermeil ; je me retournai vers les élèves qui suivaient nos
tentatives avec une extrême anxiété pour dire : le danger
est passé, mais je me retins et je continuai mes efforts.
La rougeur disparut bientôt et la lividité reprit sa place.
La respiration s'affaiblit davantage, le pouls au poignet
devint à peine perceptible et malgré les applications redou-
blées de topiques chauds, les extrémités et tout le corps se
refroidirent et la respiration s'arrêta tout à coup.

Comme dernière tentative, j'ouvris le larynx et j'insufflai
de l'air dans les poumons. Ces moyens durèrent vingt
minutes sans aucun résultat encourageant, et je perdis l'es-
poir de rappeler ma malade à la vie. Dans ce cas, dit
M. Warren, la veine ouverte était la sous-scapulaire,

Cette observation est absolument concluante ; l'air a pénétré dans le torrent circulatoire ; le bruit de gloussement qui a été entendu est un signe qui ne laisse pas de doute à ce sujet. Malgré les prompts secours, malgré la trachéotomie et les insufflations pulmonaires, la malade succombe.

La veine divisée n'était même pas la veine axillaire, c'était la sous-scapulaire.

Voici comment Warren lui-même explique la pénétration de l'air dans la veine : « Il est probable que la raison « de la pénétration de l'air dans la veine doit être cherchée « dans la position du bras. Le membre étant en effet « tendu et élevé, la veine axillaire était dans un état de « tension très considérable. La veine sous-scapulaire était « également tendue par le poids du sein resté adhérent » aux glandes axillaires. »

Observation II

Goulard (de Lyon), *Gazette Médicale*, 1833, tome I, n° 70.

La nommée A..., âgée de 68 ans, atteinte d'un cancer du sein, compliqué d'une mélanose qui avait son siège dans le tissu cellulaire du creux de l'aisselle enveloppant deux glandes indurées assez volumineuses.

Cette malade désirant se débarrasser de cette affection grave, s'adressa à M. le docteur Goulard qui cédant aux pressantes sollicitations de la femme A..., réunit plusieurs de ses confrères au nombre desquels je me trouvai pour l'assister dans cette opération.

L'opération fut commencée avec beaucoup de soin ; arrivé à la dissection de la masse mélanique et des glandes près de l'aisselle, le tranchant du bistouri lésa un vaisseau veineux (je crois la veine axillaire), duquel s'écoula un peu de sang.

Au même instant la malade pâlit ; des mouvements convulsifs dans les muscles de la face survinrent, puis le hoquet et la mort s'en suivirent quelques minutes après.

Tous les moyens de compression ou autres furent mis en usage pour rappeler l'opérée à la vie. Ils furent inutiles.

Observation III

Rapportée par Amussat dans son livre *De l'introduction de l'air dans les veines*, 1839, page 150.

Dupuytren fit, en présence de M. Duportail, il y a environ dix-huit ans, l'extirpation d'une tumeur située sous l'aisselle gauche, grosse comme la moitié d'un œuf.

A la fin de l'opération qui avait lieu sur une femme de 37 ans la malade dit qu'elle se trouvait mal, elle s'étendit, tourna les yeux, devint pâle et mourut dans quelques instants.

On crut que c'était un spasme ; mais Dupuytren réfléchit longtemps en portant la main à son front et dit avant de sortir qu'il pensait que cette mort devait être attribuée à l'introduction de l'air dans les veines quoique personne n'eût entendu le bruit.

Observation IV

Insérée dans la *Lancette française*, t. IV, n° 24, 1830.

Dans la dissection d'une tumeur de l'aisselle on entendit tout à coup un bruit remarquable de soufflet ou d'aspiration.

Les assistants crurent que M. Clémot avait ouvert la poitrine. La malade se plaignit vivement et tomba en syncope.

Effrayés de l'accident, les assistants se retirèrent, laissant M. Clémot seul auprès de l'opérée qui revint au bout de quelques instants.

———

De tout ce que nous venons de rapporter il résulte :

1° Que l'air peut s'introduire spontanément dans les veines pendant une opération pratiquée dans le creux axillaire ;

2° Que cet accident est des plus redoutables puisqu'il peut causer la mort subitement ;

3° Que le chirurgien, toutes les fois qu'il opérera dans cette région de la poitrine, devra être sur ses gardes, et prendre des précautions pour empêcher cet accident.

Sans être aussi grave, la blessure d'un vaisseau de la dimension de l'artère axillaire donnerait lieu à une hémorrhagie mortelle, si l'on n'apportait pas un secours immédiat.

C'est alors que la section du grand pectoral apparaît comme un avantage de premier ordre, en permettant d'arrêter vivement l'hémorrhagie au moyen d'une pince, et ensuite de lier ce vaisseau ou une de ses branches si elles venaient à être divisées.

Comme on est obligé de mettre le plexus nerveux à nu dans une certaine étendue, il en résulte pendant les premiers jours qui suivent l'opération des fourmillements douloureux le long des nerfs, quelquefois une semi-paralysie qui se dissipe plus tard après la cicatrisation. Cependant on peut dire que les névralgies du membre supérieur, consécutives aux opérations pratiquées dans cette région, sont très rares.

Les dangers de l'opération conjurés, des accidents viennent quelquefois se jeter à la traverse et donner une mauvaise physionomie aux suites de l'opération.

Je mentionnerai simplement la phlébite de la veine axillaire ; c'est l'accident le plus à craindre ; l'érysipèle, le phlegmon diffus qui dépend presque toujours de quelques tentatives de réunion immédiate ; enfin l'érysipèle bronzé qui se montre dans les quarante-huit heures et assombrit singulièrement le pronostic.

PROCÉDÉS OPÉRATOIRES

Tels sont les principaux accidents observés dans l'extirpation des tumeurs ganglionnaires de l'aisselle.

Quels sont les moyens dont disposent les chirurgiens pour les éviter ? Pour répondre à la question, je ne puis mieux faire que de rapporter ici, les conseils donnés par nos maîtres, soit dans les traités de pathologie externe, soit dans les traités de médecine opératoire.

Je donnerai ensuite la description du procédé employé par M. Verneuil, pour opérer deux tumeurs du sein et de l'aisselle, dont je rapporte l'observation.

Velpeau dans son Traité des maladies du sein s'exprime ainsi :

1° Si la tumeur occupe la rainure sous-pectorale, si dans l'aisselle elle n'est pas très éloignée de l'incision principale, il suffit de prolonger l'angle externe de la division première pour permettre de découvrir, de disséquer et d'emporter le mal.

2° Si une étendue notable des tissus sains existe entre les tumeurs de l'aisselle et la plaie du sein, il vaut mieux pratiquer des incisions nouvelles, indépendantes de la première.

3° Les ganglions malades sont quelquefois si profondément situés du côté de la clavicule ou du plexus brachial, qu'il y aurait danger réel d'atteindre les gros vaisseaux en poursuivant la tumeur jusqu'à ses dernières racines avec la

pointe du bistouri. Il vaut mieux, porter une ligature sur le
pédicule de la masse à enlever et la séparer sans crainte
par une incision faite au-dessous de la ligature.

MALGAIGNE. — *Traité de médecine opératoire*

S'il y a des glandes altérées, on les découvre en prolon-
geant sur elles l'angle externe de la plaie, ou, si elles en sont
fort éloignées, à l'aide d'une incision spéciale.

On a conseillé lorsqu'on redoute la blessure de quelques
vaisseaux volumineux artériels ou veineux de les embrasser
au delà des parties malades avec une ligature et de les exci-
ser en dehors du fil.

ROUX. — *Traité des tumeurs, tome I*

L'énucléation se pratique soit avec les doigts, soit avec
la spatule ou la sonde canelée.

On y a fréquemment recours pour l'extirpation des ganglions qui accompagnent les cancers du sein. On a soin, en
pareil cas, de prolonger l'incision des téguments vers l'aisselle où les engorgements ganglionnaires remontent quelquefois très haut au milieu d'un plexus nerveux important
qu'il faut ménager, et au contact des vaisseaux artériels et
veineux d'un volume considérable dont la lésion constitue-
rait un accident extrêmement fâcheux.

Léon Tripier. — *Dictionnaire encyclopédique,*
tome IV, 1871.

La tumeur ayant été enlevée, les artères liées, s'il y a
des ganglions altérés on va à leur recherche soit en pro-
longeant vers l'aisselle l'incision primitive, soit en pratiquant
une incision séparée.

Comme ils siègent le plus souvent sur la face du grand
dentelé on peut les atteindre facilement en écartant le bras
du tronc.

Si l'altération a atteint les ganglions situés plus haut
jusqu'au-dessous de la clavicule, on redoublera de précautions, abandonnant le bistouri pour ne se servir que des
doigts à l'aide desquels on cherche à énucléer les masses
malades ou à les pédiculiser ; on applique ensuite une ligature et on tranche au-dessous.

Dolbeau. — *Dictionnaire encyclopédique,* article *Aisselle.*
Tome II.

Les incisions devront être longues afin de faciliter les
manœuvres, les dissections délicates et surtout la ligature
de nombreuses artères qui peuvent être intéressées.

C'est dans cette direction d'idées qu'il ne faut pas hésiter
à couper transversalement le grand pectoral comme un bon
moyen de faciliter l'extirpation d'une tumeur trop volumineuse et située profondément vers le sommet de la région
de l'aisselle.

FOLLIN. — *Pathologie externe, tome V, page 658.*

Lorsqu'il s'agit d'une tumeur cancéreuse, il est souvent indispensable de compléter l'opération en enlevant les ganglions dégénérés de l'aisselle. Pour cela l'incision sera prolongée en dehors de manière à fournir un accès facile vers la cavité axillaire puis, on procédera à l'ablation des ganglions en les détachant successivement avec un instrument mousse, ou plus simplement avec les doigts.

EUG. BŒCKEL. — *Dictionnaire de médecine et de chirurgie, art. Aisselle, tome I.*

Après avoir largement fendu l'aisselle le long du bord inférieur du grand pectoral, on fait relever ce muscle par un crochet mousse, puis on cherche à isoler la tumeur de tous les côtés.

A mesure qu'on avance dans la profondeur on procède avec plus de précaution de peur de blesser la veine axillaire qui est plus difficile à ménager que l'artère ou les nerfs. On pourra déchirer le tissu cellulaire avec deux pinces.

Enfin quand la masse ne pend plus qu'à une espèce de pédicule, on jette une dernière ligature sur ce point avant d'en opérer la séparation complète.

En résumé, lorsque la tumeur est petite, mobile, lorsqu'elle siège le long du bord inférieur du grand pectoral ou

sur le grand dentelé, on peut se contenter d'une large incision suivant le bord inférieur de la paroi antérieure de
l'aisselle ; d'écarter le bras du tronc ; de relever le grand
pectoral avec un crochet ; on énuclée la tumeur ensuite
avec un corps mousse et après avoir lié le pédicule on achève
la séparation d'un coup de ciseau.

Mais la partie dégénérée est volumineuse, ses rapports
avec le plexus vasculoso-nerveux sont plus intimes, elle
remonte plus haut jusque sous la clavicule ; l'opération
devient alors très délicate.

Il faut absolument éviter de blesser les vaisseaux, aussi
je n'hésite pas à conseiller la section du muscle grand pectoral ; section qui permet de mettre à découvert la cavité
axillaire. De cette façon si l'on a besoin de dénuder l'artère,
de réséquer une partie de la veine axillaire, le bistouri dirigé
par l'œil et par la main, va où l'on veut, et ne va qu'où
l'on veut.

OBSERVATION PERSONNELLE.

Au numéro 13 de la salle Saint-Augustin, était couchée
une femme âgée de cinquante-huit ans, affectée d'une tumeur
maligne du sein avec engorgement ganglionnaire dans l'aisselle.

Depuis un an cette tumeur augmentait de volume et ne
cessait d'inquiéter la malade au point qu'elle tenta deux fois
de se suicider.

Sur les instances de son médecin elle se décide à venir
à Paris, et aujourd'hui nous procédons à son examen.

C'est une femme d'une taille ordinaire, présentant toutes les apparences d'une santé florissante. Elle n'a jamais été malade. Il est impossible de trouver une trace d'une des diathèses connues sous le nom de diabète, albuminurie, scrofule.

La tumeur du sein présente tous les caractères d'un squirrhe, elle a envahi presque toute la glande. L'aisselle est remplie par une masse énorme. La malade éprouve dans le membre supérieur, depuis un temps qu'elle ne peut préciser, des fourmillements douloureux. Le pouls est plus petit que celui du membre opposé.

L'examen des viscères ne fait rien constater d'anormal, la malade dort bien, mange bien.

M. Verneuil pense qu'elle peut jouir encore des bénéfices d'une opération, et douze jours après son entrée à l'hôpital la malade est opérée. C'était le 10 décembre.

L'opération promettait d'être laborieuse, aussi le chef de service annonça-t-il qu'il allait sectionner le grand pectoral afin de pouvoir extirper la masse ganglionnaire qui adhérait d'une façon intime aux vaisseaux, sans blesser ceux-ci.

Le sein fut enlevé selon la méthode habituelle, et le grand pectoral fut mis à découvert.

La section de ce muscle fut faite avec la chaine de l'écraseur en peu de temps, et sans perdre une quantité notable de sang.

Les deux lambeaux écartés la cavité axillaire fut mise à nu. Tous les assistants purent voir cette particularité que j'ai déjà décrite plus haut, à savoir la courbure des vaisseaux déterminée par la masse ganglionnaire.

L'artère fut dénudée dans une largeur de plusieurs

centimètres ; trois centimètres de la veine axillaire furent réséqués.

La tumeur est isolée de toutes parts au moyen des doigts qui pédiculisent chacune des parties énucléées ; les pédicules ne sont tranchés qu'après avoir été liés au préalable.

L'opération dura environ une demi heure. Les précautions mises en usage permirent de ne pas perdre une quantité notable de sang.

La malade fut pansée, puis portée dans son lit.

Comme toujours en pareil cas, c'est le pansement antiseptique ouvert qui fut employé.

Pendant les deux premiers jours qui suivirent l'opération, tout alla bien. La malade fut opérée à 37°, la température ne dépassât pas 38°,2 le soir.

Mais le troisième jour, la température monta à 38°,4 le matin, 39° le soir.

Délire dans la nuit, pas de sommeil, douleurs dans la région du sein.

Le quatrième jour, la température montait à 40° le soir.

La malade était atteinte d'un érysipèle. Celui-ci envahit bientôt le bras, l'épaule, les parties latérales du tronc.

Les jours suivants la température se maintint à 38°,3 ou 38°,4 le matin, à 39°,3, 39°,2 le soir.

Le malaise, l'accablement, l'insomnie persistent toujours.

Le 25 décembre, c'est-à-dire quinze jours après l'opération, toute trace d'érysipèle a disparu, mais la température se maintient toujours à 38° et quelques dixièmes.

Depuis ce moment jusqu'au 6 janvier, la malade alla de mal en pis.

Elle mourut le 7 au matin, d'infection purulente.

Observation II

Au numéro 16 de la salle Saint-Augustin est couchée une femme âgée de 54 ans, scoliotique depuis sa naissance.

A part cette difformité, elle ne présente aucun antécédent morbide.

Elle est entrée à l'hôpital pour se faire enlever une tumeur occupant la partie supérieure et externe du sein gauche.

Cette tumeur du volume d'un gros œuf appartient à la variété squirrhe. Dans l'aisselle on constate facilement l'existence de ganglions indurés remontant jusqu'au sommet.

Rien ne s'opposant à l'extirpation de cette tumeur, la malade est opérée le 18 mars.

Le sein est enlevé et le grand pectoral est mis à nu, puis sectionné à l'aide de quelques coups de bistouri, en très peu de temps.

Les deux lambeaux sont écartés et alors par énucléation la masse est facilement divisée en plusieurs pédicules que l'on sectionne après les avoir liés. Une artère qui se rendait aux ganglions dégénérés fut sectionnée, elle était remarquable par son calibre qui égalait celui d'une grosse plume.

L'opération dura environ vingt minutes ; la quantité de sang perdue fut très peu considérable.

La malade fut pansée et reportée dans son lit.

Opérée à 36°8 ; la température ne s'éleva que le soir du quatrième jour à 39°. Depuis la température a été de 37° le matin, et 38° le soir.

31 *mars.* — Aujourd'hui la température est normale ; l'appétit qui avait disparu pendant quelques jours a reparu.

La plaie a bon aspect et marche rapidement vers la guérison.

MANUEL OPÉRATOIRE

La tumeur du sein ayant été enlevée le grand pectoral est mis à découvert.

On fera la section de ce muscle, soit avec la chaîne de l'écraseur, soit plus simplement avec le bistouri. Quelques instants suffisent ; la quantité de sang perdu est insignifiante.

Les deux lambeaux seront écartés l'un en dehors, l'autre en dedans. De cette façon la cavité axillaire sera mise à nu.

A partir de ce moment on ne doit plus se servir du bistouri, les doigts, un instrument mousse, le manche d'un scalpel, par exemple, devront suffire. Un aide muni d'une éponge absterge la plaie. Un second prépare les fils à ligature.

Il faut chercher à isoler la tumeur de tous les côtés. Pour cela on devra se servir de préférence de ses doigts afin de mieux énucléer les tissus malades, afin de les pédiculiser.

Aucun de ces pédicules ne sera tranché sans avoir été lié préalablement. Pour faire ces ligatures on se servira avec avantage de l'aiguille de Deschamps.

En procédant avec les précautions que je viens d'indiquer, on peut être obligé de faire jusqu'à quinze ou vingt ligatures, mais on a l'avantage de disséquer l'aisselle sans accident.

Dans aucun cas on ne procédera à une réunion immédiate, car le phlegmon diffus sera presque toujours le résultat d'une tentative de réunion par première intention.

La plaie de l'opération sera mollement remplie de charpie et les fils à ligature seront fixés au dehors.

Le bras devra être tenu aussi immobile que possible.

———

Mayenne, Imp. A. DERENNE. — Paris, boulev. Saint-Michel 52.

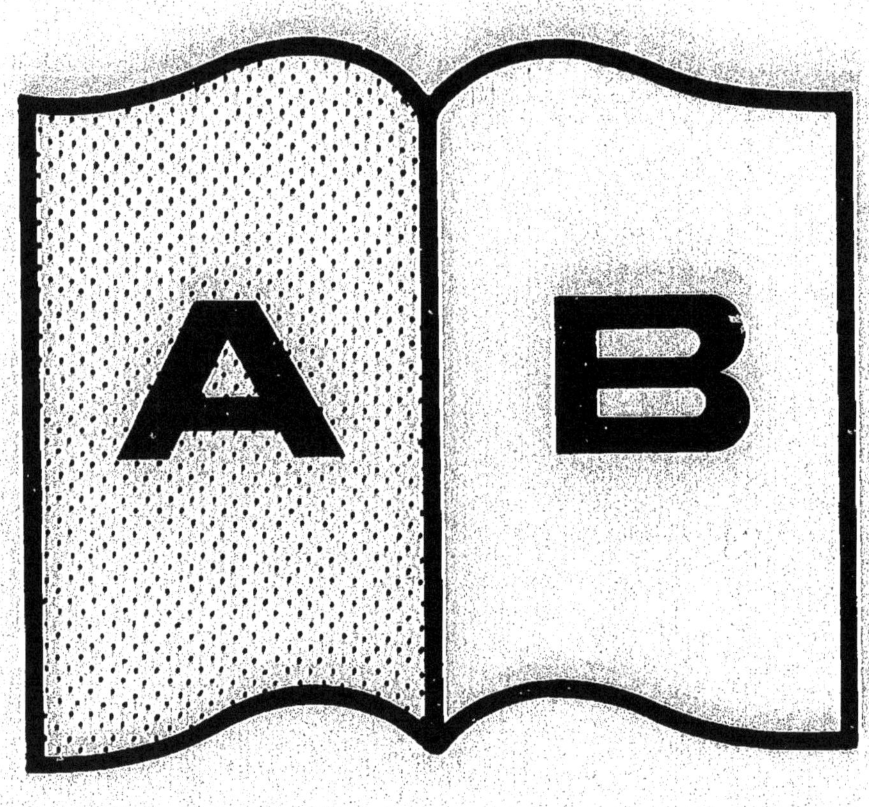

Contraste insuffisant

NF Z 43-120-14